CONTRIBUTION

A

L'ÉTUDE ANALYTIQUE

DES EAUX MINÉRALES

PAR

Le docteur CHARLES BOVET

Médecin consultant à Pougues,
Lauréat de l'École des Hautes-Études de Paris.

PARIS, 1884.

AVANT-PROPOS

Le titre de ce travail indique clairement le but que nous nous sommes proposé, celui de nous renseigner par nous-même, avec l'exactitude la plus rigoureuse, sur l'état constitutif des Eaux minérales de Pougues, dont un captage récent de la Source Saint-Léger rendait une nouvelle étude nécessaire.

Nous étant placé au point de vue purement chimique, nous avons laissé de côté, à dessein, le fait clinique. Nous nous proposons d'y revenir ultérieurement et avec d'autant plus d'autorité que nous pourrons produire plus d'observations à l'appui.

Cette étude comporte quatre parties :

Première partie. — Considérations générales sur l'analyse chimique des Eaux minérales; de son utilité.

Deuxième partie. — Notes historiques sur les analyses d'Eaux minérales et sur celles de Pougues en particulier.

Troisième partie. — Analyse qualitative de ces dernières Eaux; reconnaissance des sels à l'analyse spectrale.

Quatrième partie. — Analyse quantitative, suivie d'un appendice sur l'examen au microscope des résidus et des végétaux cryptogames recueillis à la Source, avec planches et dessins.

Elle se termine par des conclusions tirées tant de la nature que de la combinaison des éléments définis par l'analyse.

Avant d'aborder notre sujet, nous nous faisons un devoir d'adresser nos remerciements à notre savant confrère et ami M. le Dr Gay, professeur agrégé à la Faculté de médecine de Paris, qui a bien voulu, en mettant son laboratoire à notre disposition, faciliter notre tâche et assurer à notre travail toute la précision voulue.

L'analyse des Eaux minérales constitue une des branches les plus importantes et les plus délicates de la chimie analytique.

La mobilité extrême des éléments, sous l'influence de l'air et de la lumière, explique parfaitement la difficulté de ces opérations et les différences que présentent les analyses d'une même eau, faites par divers chimistes tous éminents.

L'analyse sert surtout à déterminer l'état brut des éléments contenus dans l'eau. Pour avoir la formule, il faut ensuite grouper ces éléments suivant les lois des réactions chimiques ; mais cette détermination est toute hypothétique et par conséquent livrée à l'interprétation de chaque chimiste; de là une des causes de variations si considérables qu'on rencontre à propos de la nature des éléments constitutifs des eaux.

Quant à l'utilité de l'analyse des Eaux minérales, *elle résulte abondamment de la différence d'action propre à chacun des éléments qui les composent.*

C'est encore par l'analyse chimique que l'on reconnaît, sous l'action des Eaux minérales, les changements que présentent les diverses sécrétions, tant chez l'homme sain que chez le graveleux, le diabétique, etc.

D'ailleurs, nous n'avons nullement la prétention de soutenir que les effets des Eaux minérales peuvent s'expliquer complètement par voie chimique; nous savons qu'une foule de causes modifient l'action organique des Eaux minérales et qu'il faut tenir grand compte et des forces actives de l'individu et des lésions plus ou moins généralisées ou limitées chez le malade, sans compter une multitude de circonstances intercurrentes, telles que la quantité ou la qualité des aliments, les émotions morales, etc., etc.

En outre, notre organisme ne représente pas un laboratoire chimique, et comme le dit si judicieusement un de nos savants praticiens : « *notre estomac ne ressemble en rien à un alambic, dans lequel le même effet se produit nécessairement et toujours quand les proportions du contenu restent les mêmes en quantité et en qualité.* » Mais il est incontestable que c'est par la voie chimique que l'on arrive à définir les qualités propres à une Eau minérale particulière et que, sans la chimie, l'on ne traiterait pas les affections ganglionnaires par les *Eaux iodées,* les maladies des bronches, par les *Eaux sulfureuses,* les maladies d'estomac, du foie, de la vessie, par les *Eaux bicarbonatées, sodiques ou calcaires.*

Aussi longtemps que la médecine a voulu tirer parti des Eaux minérales sans prendre pour guide la chimie, ses observations, mêmes fidèles, sont restées nécessairement isolées, non comparables, et livrées à un vague peu propre à l'avancement de la science.

Si nous ne connaissons pas, avec la précision convenable, les élément qui entrent dans la composition d'une Eau minérale, leurs proportions, leurs propriétés médicamenteuses, nous ne pouvons faire de cet agent thérapeutique qu'une application empirique et approximative.

NOTES HISTORIQUES SUR LES ANALYSES D'EAUX MINÉRALES.

C'est en Italie qu'il faut aller chercher les premières analyses, faites au xve siècle, sur les Eaux minérales.

L'ouvrage de Jean Michel Savonarola, de Padoue, publié en 1498, est le premier du genre. Ce traité colossal contient dans son deuxième livre, intitulé : *De la nature et des propriétés des Bains d'Eaux minérales*, des recherches sur « la cause de la chaleur des Eaux minérales, sur les propriétés du soufre, de l'alun, de la chaux, du nitre, du fer, qui entraient dans leur composition ».

André Baccius, en 1596, fit paraître un ouvrage sur les Eaux minérales les plus célèbres de l'Europe, et indiqua plusieurs procédés pour rechercher la nature et la quantité de leurs principes constituants.

Plus tard, en 1603, surgissent de toutes parts des traités étudiant les propriétés des Eaux minérales.

Vers la fin du xviie siècle, le mouvement s'accentue et de nombreux physiciens, chimistes et médecins, parlent avec enthousiasme des Eaux minérales. L'Académie des sciences elle-même, persuadée que la connaissance parfaite des Eaux minérales devait avoir pour base l'étude de leurs principes constituants, chargea deux de ses membres, Duclos et Bourdelin. de faire l'analyse de toutes les Eaux minérales de France. Ces deux habiles chimistes publièrent leur travail en 1670 et 1671.

A cette époque, la chimie était encore au berceau et les procédés auxquels on avait recours alors ne pouvaient donner que des résultats bien imparfaits.

Le xviiie siècle apporte de grandes améliorations à cette branche des études scientifiques. Geoffroy, en 1707, remplace la distillation par l'évaporation dans des capsules de verre évasées ; Boulduc suit une nouvelle méthode pour analyser les Eaux de Passy et de Bourbon l'Archambault, et arrive à des résultats très satisfaisants ; Leroy, de Montpellier, découvre le *muriate de chaux*, en 1752 ; Home, le *nitrate calcaire*, en 1756 ; Margraff, le *muriate de magnésie*, en 1757 ; et Black donne la véritable composition du *sulfate de magnésie*.

Vingt ans après, l'Académie des sciences accueille un mémoire de Venel sur les moyens d'imiter les Eaux de Seltz naturelles.

C'est de 1775 que date la découverte de l'*acide carbonique* dans les Eaux minérales. Les recherches successives de Black, de Priestley, de Chaulnes, de Rouelle le Cadet, sur la dissolution de ce gaz dans l'eau, aboutissent à donner la véritable composition des eaux acidulées.

Dans l'analyse des Eaux de Bagnères de Luchon, en 1776, Bayen innova une nouvelle méthode. Ce chimiste habile, ayant trouvé insuffisants les procédés analytiques employés jusqu'alors, modifia tout, instruments, appareils et manière d'opérer. Il donna en 1770 le moyen de reconnaître et d'isoler le soufre dans les Eaux sulfureuses.

Dans ce même temps, Monnet, en 1768, et Bergman, en 1774, annonçaient la découverte *du gaz hépatique*, que Rouelle confirma peu de temps après. Le célèbre chimiste d'Upsal, en 1775, enseignait dans ses leçons « la véri- « table méthode pour préparer les Eaux froides acidulées au moyen de l'acide « carbonique, et donnait en même temps un procédé pour arriver à analyser « les Eaux en général ».

Déjà, en 1772, Monnet posait en principe « *que l'efficacité d'une Eau mi- nérale devait être basée sur les matériaux que l'analyse a fournis.* »

Les nombreuses découvertes dont la chimie venait de s'enrichir permet- taient de tenter l'analyse de toutes les Eaux minérales de France. C'est alors, en 1773, que le gouvernement confia ce travail à un professeur de Montpel- lier, le chimiste Venel, qui prit Bazen comme digne collaborateur de ses opé- rations. Mais il ne fut pas permis à Venel d'achever les intéressantes recher- ches qu'il avait entreprises : il mourut prématurément, et cette œuvre si intéressante resta inachevée.

Duchanoy, en 1779, fit paraître un Traité sur la fabrication artificielle d'un grand nombre d'Eaux minérales connues.

En 1780, la chimie analytique subit des modifications impor- tantes, grâce aux travaux mémorables des Lavoisier, Berthollet, Guyton de Morveaux; ces illustres savants inaugurent ce qu'ils appelèrent la chimie pneumatique, et créent des procédés nouveaux pour l'analyse des eaux mi- nérales.

Fourcroy développe les préceptes les plus clairs et les plus précis sur l'art d'analyser les Eaux.

A ce moment se fondent les *Annales de chimie :* c'est dans ce précieux ou- vrage, ainsi que dans le *Bulletin pharmaceutique*, que l'on trouve consignés un grand nombre d'analyses d'Eaux minérales faites par Vauquelin, Deyeux, Thénard et plusieurs autres, qui tous s'attachèrent à donner les méthodes les plus précises.

Bouillon Lagrange recueille alors toutes les analyses des chimistes mo- dernes : il en fait l'objet d'un mémoire qu'il publie en 1811.

Dès lors, les expériences se multiplient; l'*iode* est découvert dans plusieurs Eaux minérales; l'*azote* est constaté dans la plupart des *Eaux sulfureuses;* le *brome* dans les *Eaux de* Bourbonne et de Balaruc.

Berzélius, par son intéressant mémoire sur les *Eaux de Carlsbad* (Autriche), et Anglada, par ses analyses des Eaux des Pyrénées, ont contribué au perfec- tionnement de cette branche de la chimie aujourd'hui si utile à la science médicale.

En 1820, le gouvernement fait faire une nouvelle analyse de toutes les Eaux minérales françaises. Depuis cette époque jusqu'en 1853, on ne signale pas de grands perfectionnements dans les analyses, mais c'est à ce moment que les Berthier, Boullay, O. Henry, Chevallier, Balard, J. Lefort, Chatin, Bouis, Wurtz, Mialhe, transforment complètement l'étude de l'hydrologie minérale, créent des procédés nouveaux et en déduisent les méthodes que nous ap- pliquons aujourd'hui.

En ce qui concerne particulièrement les *Eaux minérales de Pougues*, il faut remonter au XVI° siècle (1584) pour retrouver les premières analyses telles qu'il était possible de les faire à cette époque reculée.

Un siècle plus tard (1675), Duclos analyse les *Eaux de Pougues* et prétend y trouver un vrai *nitre* semblable au natrum des anciens; Geoffroy les reconnaît *ferrugineuses* et *nitreuses*.

Castel, en 1769, en donne une analyse plus complète en décelant dans ces eaux :

1° De l'air en surabondance semblable à l'air atmosphérique ;
2° De la terre absorbante ;
3° Du fer ;
4° Du sel marin ;
5° De l'alcali minéral.

En 1789, Hassenfratz, frappé de la différence des résultats précédents, entreprend de nouveau l'analyse des *Eaux de Pougues*, dont il donne la description suivante :

« Cette eau teint en vert le sirop de violette ; elle laisse dégager beaucoup
« d'air qui fait précipiter l'eau de chaux ; le prussiate de chaux, les alcalis
« purs, l'ammoniaque, y déterminent un précipité blanc abondant.

« Saturée par l'acide nitrique, cette eau donne un précipité blanc avec le
« nitrate de mercure, et point avec le muriate de baryte, ce qui prouve qu'elle
« contient du gaz acide carbonique, de la terre calcaire, de l'acide muria-
« tique, et point de fer sensible au prussiate de chaux (1). »

De ces expériences et de beaucoup d'autres, Hassenfratz a conclu que chaque livre d'eau minérale de Pougues contenait :

	Grains.	Grammes.
Acide carbonique............	16.7	0.9152
Carbonate calcaire...........	12.4	0.6572
Carbonate de soude..........	10.4	0.5512
Muriate de soude............	2.2	0.1166
Carbonate de magnésie.......	1.2	0.0636
Alumine....................	0.35	0.01855
Silice mêlée d'oxyde de fer....	3.20	0.1696
	46.55	2.49185

A cette époque donc (1789), les chimistes évaluaient à *deux grammes et demi* les substances minérales contenues dans l'eau de Pougues.

---

(1) Annales de chimie, t. I, p. 81.

— 6 —

De nombreuses analyses, toutes entreprises par des chimistes éminents, furent faites depuis le siècle dernier, et, pour ne citer que les plus modernes, nous donnerons celles qui furent faites en 1853 par MM. Boullay et O. Henry, celle beaucoup plus récente de M. Mialhe (1853), qui annonça que ces Eaux renferment de l'iode, et enfin la dernière, en 1874, de M. Moissenet, directeur du bureau des Essais à l'École des Mines, analyse que nous prendrons pour terme de comparaison.

1° Analyse de l'eau de Pougues par MM. Boullay et O. Henry.

	Grammes.
Acide carbonique...................	0.33
Bicarbonate de chaux...............	1.3269
» de magnésie...........	0.9762
» de soude...............	0.6362
Avec traces de potasse.	
Carbonate de fer..................	0.0206
Sulfate de soude..................	0.2700
Sulfate de chaux..................	0.1900
Chlorure de magnésium............	0.3500
Phosphate de chaux et d'alumine....	traces.
Glairine......................	0.0300
Iode.........................	traces.
	3.8349

2° Analyse de l'eau de Pougues faite à l'École des Mines par M. Moissenet.

Résidu fixe par litre : 2 gr. 34.

	Grammes.
Acide carbonique libre.............	1.3190
Acide des carbonates..............	1.6692
Acide chlorhydrique...............	0.1271
Acide sulfurique..	0.1098
Silex...........................	0.0250
Peroxyde de fer..................	0.0120
Chaux..........................	0.6400
Magnésie.......................	0.1172
Soude..........................	0.4776
Potasse........................	traces.
Matières organiques..............	0.0320
	4.5289

COMPARAISON ENTRE LES ANALYSES.

Si l'on compare ces derniers résultats à ceux que nous avons obtenus, et que nous reproduisons plus loin au tableau de notre analyse, on constate qu'il existe dans les poids de chacun des éléments minéralisateurs une différence assez notable.

Assurément, il faut tenir compte soit des procédés pratiques employés, soit

de la méthode suivie dans un cas ou dans l'autre; mais, pour nous, la différence provient surtout, comme nous le faisions prévoir en commençant, des
modifications importantes qui ont été apportées dans l'aménagement et le débit
des Eaux, modifications qui permettent de conserver à l'Eau mise en bouteilles
toute la quantité d'acide carbonique qu'elle contient à l'émergence. De là une
quantité relativement plus considérable de matières salines en dissolution
dans l'eau.

Autrefois l'Eau minérale de Pougues, mise en bouteille, recevait une sur-
charge de gaz acide carbonique. Cette manœuvre était condamnable à un
double point de vue : elle changeait totalement les conditions naturelles de
l'Eau minérale par une sursaturation artificielle; de plus, elle provoquait au
sein du liquide une agitation qui facilitait le dégagement de l'acide carbonique qu'il contenait primitivement, et en faisait ainsi un agent thérapeutique des plus inconstants. Aussi l'Académie de médecine n'hésita pas, en
1878, à interdire cette pratique défectueuse. Aujourd'hui, l'Eau minérale de
Pougues Saint-Léger est prise directement au griffon et mise en bouteilles
à l'abri de l'air, telle qu'elle sort de la source.

Le cadre de notre sujet ne nous permettant pas de nous étendre davantage
sur les heureux changements que l'on a apportés dans le captage de ces Eaux,
nous abordons la partie purement analytique qui fait le but de notre travail.

ANALYSE QUALITATIVE. — PROPRIÉTÉS PHYSIQUES ET CHIMIQUES.

(Travail fait à la Source.)

Examinée à la source, l'Eau de Pougues Saint-Léger est limpide, incolore,
sans odeur, et ne donne au toucher aucune sensation particulière.

D'une saveur aigrelette et piquante, elle est par cela même très agréable à
boire.

Sa température, après quatre observations, a été de 12°,50, celle de l'atmo-
sphère étant 23°. Cette température a été observée au-dessous de la couche
liquide, le thermomètre plongeant entièrement dans l'eau.

Sa densité ou poids spécifique est égale à 1003,4. Portée à l'ébullition, en
ayant soin de recueillir dans un flacon renfermant une solution alcaline le
gaz qui s'en échappe, on reconnaît que ce gaz offre tous les caractères de
l'*acide carbonique*. A mesure que ce gaz se dégage du sein du liquide, on voit
se former au fond du vase un dépôt blanchâtre qui, examiné au microscope,
donne un ensemble de cristaux *que nous représentons à la planche A* (fig. I).

Abandonnée dans un verre à expériences, à l'air libre, cette Eau perd, au
bout d'un certain temps, une partie de son acide carbonique, et il se forme,
à la surface du liquide, une pellicule incolore et cristalline, que le moindre
mouvement précipite au fond du vase. *La figure II, planche B, donne l'aspect
de cette couche cristalline, vue sous le champ du microscope.*

Mise en bouteille, et conservée à l'abri de l'air et de la lumière, cette Eau
conserve tous ses caractères de limpidité et de saveur acidule. Ayant eu à
notre disposition de l'Eau conservée en bouteille depuis six ans, nous avons

été à même d'apprécier que ce liquide n'avait subi qu'une perte de gaz relativement peu considérable.

Si l'on traite l'Eau de Pougues (source Saint-Léger) par les réactifs en usage, voici ce que l'on obtient :

Le papier bleu de tournesol plongé dans le liquide rougit légèrement ; la *teinture de tournesol* donne la même réaction, mais plus accentuée. La teinte rouge clair obtenue accuse un liquide franchement acide. La teinture de *noix de galles* et *l'acide tannique* donnent : la première, une coloration *brune* qui passe au violet par suite de formation de gallate de fer ; le second, une teinte plus accentuée au début, mais qui va en brunissant, par suite de la production d'un tannate de fer.

Le papier *d'acétate de plomb*, plongé dans le liquide, ne change pas de couleur, signe indiscutable d'une eau tout à fait privée d'acide sulfhydrique.

Quelques gouttes *de sous-acétate de plomb liquide* donnent immédiatement un précipité blanc abondant de sels plombiques insolubles.

La *teinture de campêche* donne cette belle couleur de rouge cramoisi que l'on retrouve avec toutes les Eaux bicarbonatées.

Les acides minéraux, *sulfurique, nitrique, chlorhydrique*, produisent un grand dégagement de gaz acide carbonique sans engendrer de dépôt au sein du liquide.

L'acide tartrique laisse dégager de l'acide carbonique, sans occasionner de trouble ou de précipité ; les sels qu'il forme avec les bases restent en dissolution dans la masse du liquide.

L'acide oxalique dégage bien aussi de l'acide carbonique, mais donne en même temps un précipité abondant d'oxalade de chaux ; et, bien qu'il existe dans ces Eaux une certaine quantité de magnésie, l'acide oxalique ne donne pas d'oxalate de magnésie à cause de la formation d'un oxalate double soluble de soude et de magnésie.

L'ammoniaque produit immédiatement un précipité blanc pour former avec l'acide carbonique libre et celui des bicarbonates un carbonate d'ammoniaque soluble, tandis que le dépôt est formé de carbonate de chaux, de magnésie et de l'oxyde de fer.

On obtiendrait la même réaction en substituant la potasse à l'ammoniaque.

L'oxalate d'ammoniaque précipite abondamment en donnant un dépôt d'oxalate de chaux.

La même réaction a lieu avec le *chlorhydrate d'ammoniaque*.

L'eau de chaux, ajoutée en excès, trouble l'Eau minérale de Pougues, en donnant des carbonates, sulfates et silicates calcaires.

Avec le *carbonate de soude*, formation rapide d'un précipité de carbonate de chaux et de carbonate de magnésie.

Le *phosphate de soude ammoniacal* fournit un précipité blanc composé d'un mélange de phosphate de chaux et de phosphate ammoniaco-magnésien.

Avec le *phosphate de soude* seul pour réactif on obtient seulement un volumineux dépôt de phosphate de chaux, car le phosphate de magnésie reste dissous dans la liqueur, sinon entièrement du moins en partie.

Le *silicate de potasse* donne un dépôt très prononcé en réduisant les bicarbonates terreux en carbonates neutres, tandis que les bicarbonates alcalins et l'acide carbonique libre réagissent seuls sur le silicate de potasse.

Avec le *sulfhydrate d'ammoniaque,* léger trouble dans la liqueur, puis, par le repos, dépôt peu prononcé de sulfure de fer.

Avec le *chlorure de baryum,* opacité qui va en s'accentuant de plus en plus, dégagement d'acide carbonique et dépôt de carbonate et sulfate de baryte.

Le *cyanure jaune,* ou prussiate jaune de potasse, ne donne pas de réaction appréciable.

Le *cyanure rouge,* ou prussiate rouge de potasse, donne immédiatement une teinte verte, le liquide abandonné à lui-même laisse précipiter un dépôt de bleu de Prusse, tandis que la liqueur surnageante conserve une couleur jaune verdâtre.

Avec le *sulfate de cuivre,* dépôt abondant d'un beau bleu clair très net de carbonate de cuivre.

Le *nitrate d'argent* produit un précipité blanc cailleboté très considérable, renfermant un mélange de sulfates, carbonates, phosphates et chlorures d'argent.

Avec le *chlorure d'or,* rien au début. Ce n'est qu'après un repos prolongé de plusieurs jours que l'on peut observer une très légère teinte violacée, due probablement à l'action des matières organiques sur le chlorure d'or. Cette réaction a mis un temps si long à se produire que *l'on est en droit d'admettre une proportion très faible de matières organiques dans les Eaux de Pougues.*

Si nous tirons une conséquence de ces nombreux essais, nous voyons par *l'analyse qualitative* seule, que l'eau minérale de Pougues Saint-Léger contient surtout une quantité considérable *d'acide carbonique* tant libre que combiné, des *bicarbonates de chaux, de magnésie, de fer,* en proportions notables, enfin, des *chlorures, des sulfates de chaux, de magnésie et de l'acide silicique.*

ANALYSE SPECTRALE.

On sait, d'après les travaux de Kirschoff et Bunsen, que les spectres des métaux sont engendrés par les vapeurs métallifères lumineuses, et que l'on peut à l'aide d'observations spectroscopiques découvrir la nature de divers métaux en diffusion dans le sol et par suite dans les Eaux minérales.

Quelques auteurs, Mitscherlich, Henrichs, ont même tenté d'établir quelques relations entre les distances des raies d'un spectre et le poids atomique du corps qui le fournit, mais ils ne sont arrivés à rien de précis ni de positif.

Cependant, d'après M. Jansen, on pourrait par le spectroscope déterminer exactement les proportions des matières qui donnent dans les flammes une émission lumineuse spécifique, en faisant des solutions titrées pour chaque liquide et en déterminant le nombre de flammes nécessaires pour ramener la raie produite au même degré de visibilité. Cet auteur admet que l'on peut encore doser une matière quelconque au spectroscope, par le temps que met la substance solide à se volatiliser.

Tous ces procédés peuvent donner d'excellents résultats. Mais nous pensons qu'une grande pratique seule peut donner toute sa valeur à ce mode de dosage, dont les observations réclament une extrême délicatesse. Aussi nous sommes-nous borné à utiliser le spectroscope pour reconnaître les principes qui ont pu échapper à l'analyse par réactions chimiques. C'est ainsi que nous avons pu nous convaincre par l'analyse spectrale de la présence de la *lithine* dans l'eau minérale de Pougues Saint-Léger.

Notre observation a porté sur le résidu provenant de l'évaporation de *six litres d'eau minérale*. Ayant introduit dans la flamme d'un bec de Bunsen, au moyen d'un fil de platine trempé dans l'acide chlorhydrique. une parcelle du résidu salin, nous avons observé d'abord très nettement deux bandes lumineuses, l'une d'un jaune étincelant, celle du *sodium*; l'autre d'un rouge des plus brillants et très caractéristique, celle du *lithium*; puis d'autres, mais d'un éclat beaucoup moindre, représentant par leurs couleurs vertes, oranges, bleues, le *calcium*, le *magnésium*, le *fer*, etc.

Comme certaines raies lumineuses peuvent être partiellement éteintes par la présence de plusieurs substances dans une même flamme, nous avons isolé la *lithine* de la masse du résidu salin en précipitant d'abord les sels de chaux par l'acide sulfurique et en traitant ensuite par l'alcool qui a dissous les sels de *lithine*; évaporant alors la solution alcoolique, nous avons eu un léger résidu qui, soumis à l'analyse spectrale, nous a donné la raie franchement *rouge* du *lithium* et d'un éclat aussi brillant que celle du *sodium*.

La volatilisation de cet alcali a été assez longue pour nous laisser croire, qu'en agissant sur une grande quantité de liquide nous pourrions, *à l'aide des procédés en usage, arriver au dosage de cette base.*

Nous exposons plus loin, à l'analyse quantitative, la méthode que nous avons suivie dans cette opération minutieuse.

ANALYSE QUANTITATIVE.
(Travail du laboratoire.)

Densité. — Nous avons opéré par la méthode *dite du flacon*, qui consiste à rapporter le poids d'un volume déterminé d'Eau minérale (1 litre pour le flacon) à une même quantité d'eau distillée et dans les mêmes conditions de température; puis à prendre la différence des deux poids, différence qui donne la densité de l'Eau minérale d'après l'augmentation que cette dernière a subie par les principes salins en dissolution.

L'expérience nous a donné 1003,4 *pour la densité de l'Eau minérale de Pougues.*

Acide carbonique. — Ce dosage a demandé une opération préalable, à la source même, qui a consisté à recueillir l'eau minérale dans deux flacons bouchant à l'émeri, de 300 gr. chacun et contenant déjà quelques grammes de *chlorure de baryum ammoniacal*. Aussitôt il s'est formé un précipité blanc abondant, car tout l'acide carbonique libre et des carbonates a été précipité par l'alcali. Les deux flacons bien bouchés et parafinés étaient prêts pour le travail du laboratoire.

Le précipité de l'un des flacons fut jeté sur un filtre, lavé et bien séché à l'étuve à une douce température. Ayant introduit le tout dans une éprouvette graduée remplie de mercure où l'on avait fait déjà passer quelques grammes d'un acide fort, nous avons noté la dépression subie par le mercure dans l'éprouvette par suite de la décomposition des carbonates et la mise en liberté de l'acide carbonique. Rapportant le volume obtenu à 0° et 76 de pression, nous avons obtenu par le calcul 3 *gr.* 0041 *pour poids de l'acide carbonique.*

Le deuxième flacon a servi à faire la contre-expérience en convertissant tout le carbonate de baryte formé en sulfate de baryte, lequel par une simple proportion des équivalents nous a donné 3 *gr.* 0049 *pour poids de l'acide carbonique des carbonates.* Prenant la moyenne des deux expériences, *nous avons pour poids définitif* 3 *gr.* 0045, représentant *la quantité d'acide carbonique libre et combiné d'un litre d'eau minérale.*

Acide chlorhydrique. — Le réactif employé est le même que celui qui sert à déceler la présence de cet acide dans les Eaux en général: le *nitrate d'argent* en dissolution.

Ayant expérimenté sur un litre d'Eau minérale préalablement acidifiée par de l'acide nitrique, nous avons recueilli sur un filtre le précipité de chlorure d'argent formé. Après avoir desséché dans un creuset de platine taré, filtré et précipité, nous avons eu recours à la balance qui nous a donné le poids de chlorure d'argent, d'où au moyen des tables dressées à cet effet nous avons obtenu *le poids d'acide chlorhydrique contenu dans le litre d'Eau soumis à l'expérience, soit* 0 *gr.* 1132.

Acide sulfurique. — Le dosage en a été fait à l'aide du chlorure de baryum, que nous avons fait réagir sur un litre d'eau minérale acidulée avec de l'acide chlorhydrique étendu. Le précipité de sulfate de baryte formé fut lavé avec soin, puis séché et calciné au rouge avec le filtre dans une capsule de platine tarée. Après calcination, la capsule contenant le produit a été de nouveau pesée pour avoir *la quantité* de sulfate de baryte *d'où nous avons déduit par les tables le poids* 0,1280 *de l'acide sulfurique.*

Acide silicique. — Le procédé pour obtenir la silice est très simple; il consiste à transformer par évaporation et dessication la silice soluble en silice insoluble. A cet effet, ayant évaporé deux litres d'eau à siccité, nous avons délayé le résidu avec de l'acide chlorhydrique et on a porté le tout à une douce température. La décomposition achevée, nous avons évaporé jusqu'à siccité et au bain-marie, puis, après avoir humecté de nouveau la masse, on a recommencé l'opération. Une fois refroidie, la masse a été additionnée d'acide chlorhydrique étendu et chauffée de nouveau avant d'être jetée sur un filtre. Le précipité resté sur le filtre fut lavé, séché et chauffé au rouge. Le résidu restant, défalcation faite des cendres du filtre, nous donna *le poids de la silice, soit de* 0 *gr.* 0412.

Chaux. — Le dosage de la chaux s'est fait en même temps que le précédent. Pour cela, nous nous sommes servi de la liqueur acide, de laquelle nous avions retiré la silice, et nous l'avons traitée par l'ammoniaque, afin de précipiter l'hydrate de sesquioxyde de fer. Ayant filtré, nous avons ajouté au liquide clair de l'oxalate d'ammoniaque, qui a précipité toute la chaux à l'état d'oxalate de chaux, quel fut recueilli, lavé, chauffé au rouge avec quelques gouttes d'acide sulfurique et nitrique, puis pesé. Du poids du sulfate de chaux, il nous a été facile de déduire *celui de la chaux, pour 1 litre d'eau minérale, soit 0 gr. 7252.*

Oxyde de fer. — L'évaporation de 10 litres d'eau avec de l'acide chlorhydrique et de l'acide azotique nous a donné un résidu que nous avons repris par l'acide chlorhydrique étendu. Par le filtre, nous avons séparé la silice, il ne nous restait plus qu'à précipiter l'oxyde de fer par l'ammoniaque. Le précipité recueilli, lavé et chauffé au rouge, nous a donné pour *l'hydrate de sesquioxyde de fer un poids de 0 gr. 0236.*

Magnésie. — Le liquide qui nous avait servi à retirer l'oxyde de fer nous a servi pour l'opération du dosage de la magnésie. Nous n'avons eu qu'à précipiter d'abord la chaux par l'oxalate d'ammoniaque, puis à ajouter à la liqueur du phosphate de soude, qui, après un certain temps, nous a donné un dépôt cristallin de phosphate ammoniaco-magnésien. Ce dépôt, lavé à l'eau ammoniacal et calciné à l'air dans une capsule de platine tarée, nous a donné à l'aide des tables le poids de magnésie contenu dans les 10 litres d'eau : 1 gr. 227, *soit 0 gr. 1227 pour un litre d'eau minérale.*

Soude et potasse. — Ces deux sels se dosent en même temps à l'état de chlorure, de sodium et de potassium. Pour cela, ajoutant de l'eau de baryte nous avons précipité l'acide carbonique de 20 litres d'eau à l'état de carbonate de baryte, la silice par l'acide chlorhydrique, et, laissant nos sels de sodium et de potassium à l'état de chlorures dont nous avons pris le poids, nous les avons traités par le chlorure de platine en excès. Le résidu obtenu, séché et pulvérisé, a été mis dans un flacon avec de l'alcool à 80°. Après plusieurs jours de contact, nous avons filtré et recueilli un très léger dépôt de chlorure double de platine et de potasse, le chlorure de platine et de soude restant dissous dans la liqueur. La pesée du précipité nous a donné par les tables le poids de la potasse, que nous n'avons eu qu'à soustraire du poids connu des deux chlorures pour avoir celui de la soude. C'est ainsi que nous avons trouvé pour *la potasse le faible poids de 0 gr. 0039,* et pour *la soude 0 gr. 5239.*

Lithine. — Prévoyant que nous devions trouver une quantité relativement faible de lithine, nous avons opéré sur 20 litres d'eau comme dans l'expérience précédente, *suivant le procédé recommandé par M. Wurtz.* Ce procédé consiste à évaporer l'eau au 1/10 de son volume, à filtrer pour enlever les matières terreuses qui se sont déposées ; ajoutant alors à la liqueur du sous-carbonate de soude pur qui précipite le reste de matières terreuses, on filtre et on évapore la liqueur à siccité, afin de rendre complètement insoluble le carbonate calcaire qui peut encore exister dans l'eau. On reprend le résidu par l'eau bouillante et on filtre le tout bouillant dans une capsule placée au bain-marie, afin de maintenir le carbonate de lithine soluble. Additionnant alors la liqueur chaude de phosphate de soude pur, on obtient un léger précipité de phosphate de lithine.

Afin de rendre le phosphate tout à fait insoluble, on reprend par l'eau froide le précipité, que l'on jette ensuite sur un filtre taré ; on a par une nouvelle pesée le poids de phosphate de lithine, qui donne par le calcul des tables le poids même de lithine, *soit 0,0072 dans notre expérience.*

Matières organiques. — Bien que l'état actuel de la science ne permette que de faire un dosage approximatif, nous avons employé pour cette expérience la méthode qui nous semblait la plus rationnelle.

Nous nous sommes servi d'une liqueur titrée de permanganate de potasse, qui a la propriété de se décolorer tant que l'eau additionnée légèrement d'acide sulfurique renferme des matières organiques non oxydées. On est averti de la fin de l'opération lorsque le réactif conserve une coloration rouge persistante. Nous sommes arrivé à trouver 0 *gr.* 0300 *pour la quantité de matières organiques par litre d'eau minérale.*

Résidus salins. — Pour obtenir la proportion de résidu salin ou principes fixes, nous avons fait évaporer lentement au bain de sable, dans une capsule tarée, 100 cc. d'Eau minérale, en prenant les précautions nécessaires pour garantir la capsule des poussières environnantes, et lorsque l'Eau a été entièrement évaporée, nous avons chauffé à 100°, en ayant soin de peser de temps en temps la capsule, afin de nous assurer de l'instant où son poids n'était plus modifié ; le dernier poids, déduction faite de celui de la capsule, représentait *la quantité de principes salins que contenait l'Eau soumise à l'expérience, soit 2 gr. 45 par litre d'Eau minérale.*

INTERPRÉTATIONS DES RÉSULTATS.

Doit-on, dans une analyse d'Eau minérale, chercher à donner une formule qui apprenne comment les éléments, acides et bases, sont combinés, et dans quelle proportion ils se combinent? Il règne sur ce point la plus grande incertitude, comme le prouve surabondamment ce qui suit.

Murray dit, dans son mémoire intitulé *Formule générale d'analyse des Eaux minérales* (1) : « Tout ce qu'on peut faire avec précision dans une analyse d'Eau minérale, *c'est de déterminer les éléments et ensuite d'en former des combinaisons binaires, conformément à la manière de voir qu'on a jugée la plus probable.* » D'autre part, Berzélius dit : « L'analyse fait connaître ce que le composé renferme, mais la théorie nous apprend que tout « n'était réellement pas contenu dans l'eau comme on le trouve dans le résultat « de l'analyse. *On aurait tort d'essayer tout autre rapprochement, car il ne « serait qu'une hypothèse vague.* »

En présence d'avis aussi contradictoires, nous donnons l'opinion de Frezénius, qui, pour nous, résume la question :

« Les résultats obtenus dans une analyse d'eau sont les données immédiates « des expériences directes. Ils ne dépendent nullement des considérations théo- « riques sur la manière dont les différents corps trouvés sont combinés entre « eux. Comme cette question reste indécise dans l'état actuel de la science, *il « faut donc avant tout, lorsqu'on rapporte une analyse d'Eau minérale, donner les*

---

(1) Annales de chimie et de physique, 1817, t. VI, p. 159.

« *résultats directs et les méthodes suivies pour les obtenir. De cette façon, l'ana-*
« *lyse a sa valeur dans tous les temps et elle peut servir de point de départ*
« *pour savoir si la composition reste ou non constante,* »

Nous inspirant des principes posés par cet habile expérimentateur, nous donnons dans le tableau ci-contre les résultats de l'analyse expérimentale, la seule qui ait une valeur réelle et positive.

TABLEAU DE LA COMPOSITION DE L'EAU MINÉRALE DE POUGUES (SOURCE ST-LÉGER).

LES POIDS SONT EXPRIMÉS EN GRAMMES ET RAPPORTÉS A 1,000 GRAMMES OU 1 LITRE D'EAU.	
Température.	13°50
Densité.	1003.4
Acide carbonique libre et des carbonates.	3.0045
Acide chlorhydrique.	0.1132
Acide sulfurique.	0.1280
Acide silicique.	0.0412
Chaux.	0.7252
Oxyde de fer.	0.0236
Magnésie.	0.1227
Soude.	0.5239
Potasse.	0.0039
Lithine.	0.0072
Matières organiques.	0.0300
Total.	4.7234
Résidus salins.	2.45

CONCLUSIONS.

De l'exposé de notre tableau analytique, il ressort que l'Eau minérale de Pougues Saint-Léger est remarquable par la proportion élevée d'*acide carbonique* (*plus de 3 grammes par litre*) et de *bicarbonates de chaux, soude, fer* et *magnésie* qu'elle contient.

D'après l'analyse systématique, c'est-à-dire par combinaison hypothétique, le *bicarbonate de chaux seul entrerait pour 1 gr.* 8648 dans la composition de cette Eau minérale, qui renferme, en outre des autres éléments mentionnés plus haut, *magnésie, fer*, etc., une quantité parfaitement pondérable de *lithine, soit 0 gr. 0072 par litre.*

Ces Eaux, comme l'a dit M. Mialhe dans son rapport à l'Académie, « *doi-*
« *vent donc occuper une place spéciale* dans la classe des *Eaux bicarbonatées.*
« *calciques, magnésiennes, ferrugineuses et iodées* ».

APPENDICE

NOTES EXPLICATIVES SUR L'EXAMEN AU MICROSCOPE.

Douze litres d'Eau minérale de Pougues (St-Léger) ayant été évaporés à siccité ont fourni un résidu qui, examiné au microscope, a donné les cristaux reproduits planche A (*a, a, a*). On remarque surtout du sulfate de chaux en aiguilles enchevêtrées et douées sous le microscope d'un aspect soyeux ; du *chlorure de sodium* (*b*) et des *carbonates calcaires*, les uns à l'état compacte et cristallin (*c', c'*), les autres à l'état terreux (*c, c*), mélangés à des *carbonates de fer*, de *magnésie* et de la *silice*.

Si l'on abandonne à l'air libre et pendant plusieurs jours un verre à expérience rempli d'Eau minérale, il se forme, comme nous l'avons déjà dit, une *pellicule irisée de matière saline*, qui, portée sous le champ du microscope, donne un aspect de cristaux pressés les uns contre les autres et par cela même dépourvus de forme cristalline bien caractérisée, comme le montre la figure II, planche B.

A la planche C (fig. III) se montrent des cristaux obtenus en évaporant à siccité l'Eau minérale débarrassée préalablement des sulfates de chaux insolubles. Cette figure (III) représente des *chlorures* et *sulfates de soude, magnésie, lithine*, etc., etc. Les premiers ont pour type le *cube*, les seconds le *prisme*.

La figure IV, planche D, donne l'état sous lequel nous avons obtenu la *lithine*, traitée comme il a été dit précédemment, et qui serait, d'après M. Mayer, un phosphate *tribasique de lithine*. C'est à l'état amorphe que l'on recueille ce produit, qui assurément existe dans l'Eau minérale à l'état de carbonate de lithine dissous à la faveur de l'acide carbonique.

Les planches E et F (fig. V et VI) représentent la *matière ferrugineuse* de l'Eau minérale de Pougues, recueillie dans des conditions différentes.

A la figure V, nous donnons un dépôt rouge brun de *carbonate de fer* trouvé dans l'Eau minérale en bouteilles, c'est-à-dire conservé à l'abri de l'air et de la lumière.

A la figure VI, la même matière ferrugineuse, mais différente d'aspect et de couleur, et recueillie à la source même, sur les parois du puits, c'est-à-dire exposée à la lumière et à l'air et mélangée à la matière jaune glaireuse des végétaux cryptogames reproduits aux planches G et H.

Si l'on examine sous le champ du microscope le dépôt qui se forme sur les bords du puits, on reconnaît, au milieu des nombreux produits minéralisateurs, un végétal cryptogame sous la forme, les uns de cellules allongées, les autres de filaments plus ou moins développés. Planches G et H (figures VII et VIII).

Ces végétaux cellulaires, du groupe des *Algues*, appartiennent à des genres différents. Nous reproduisons (fig. VII et VIII) les deux espèces que l'on rencontre surtout à la source.

La figure VII montre la configuration des cellules mères (*a*), leur mode de division (*b*) et la façon dont les cellules filles se complètent.

Ces cellules (*a, a, a*), toutes semblables entre elles, peuvent demeurer réunies en filaments ou vivre tout à fait isolées sécrétant une gelée molle, dans laquelle elles vivent en société. La silification de leur membrane cellulaire se fait d'une façon très puissante et le pigment chlorophyllien affecte la forme de grains où la matière verte est masquée par une substance jaunâtre, la *diatomine* ou *phycoxanthine*.

Planche C, fig. 3

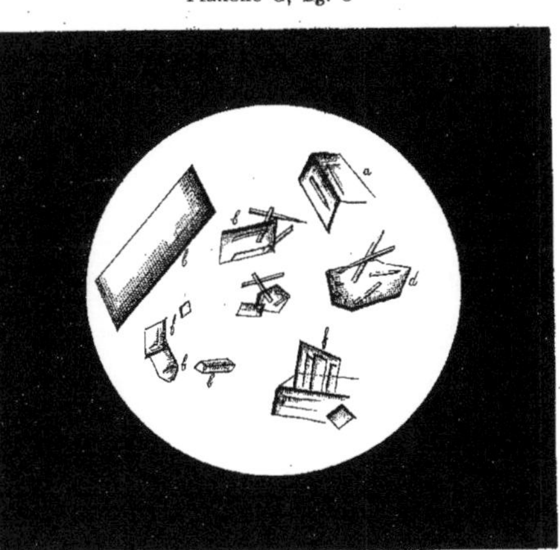

Cristaux de sulfates et chlorures solubles
Voir note explicative — Grossissement 200 fois

Planche D, fig. 4

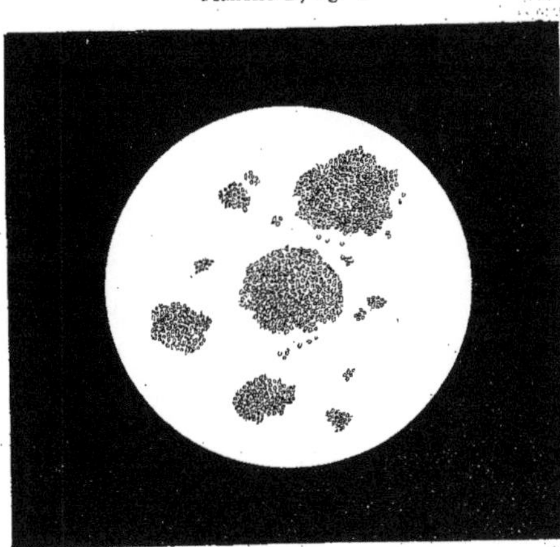

Lithine amorphe extraite des Eaux de Pougues
Voir note explicative — Grossissement 200 fois

Planche A, fig. 1

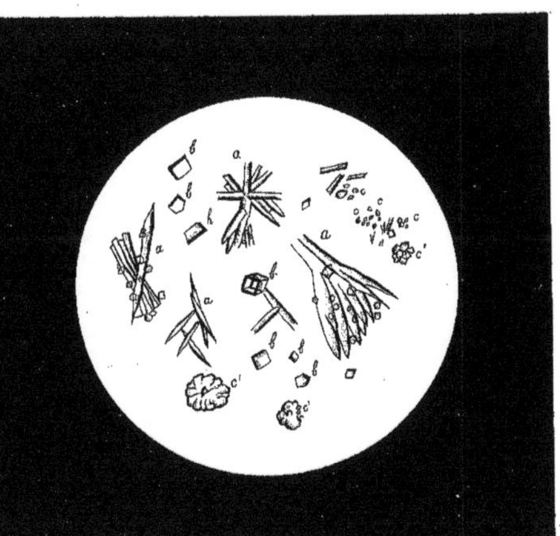

Résidu salin après évaporation directe (*carbonates,*
sulfates, silicates et chlorures)
Voir note explicative — Grossissement 200 fois

Planche B, fig. 2

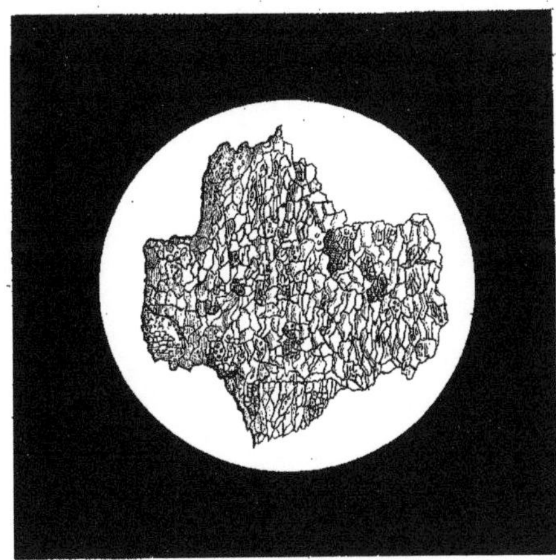

Pellicule irisée de matière saline
obtenue par le repos prolongé de l'eau à l'air libre
Voir note explicative — Grossissement 200 fois

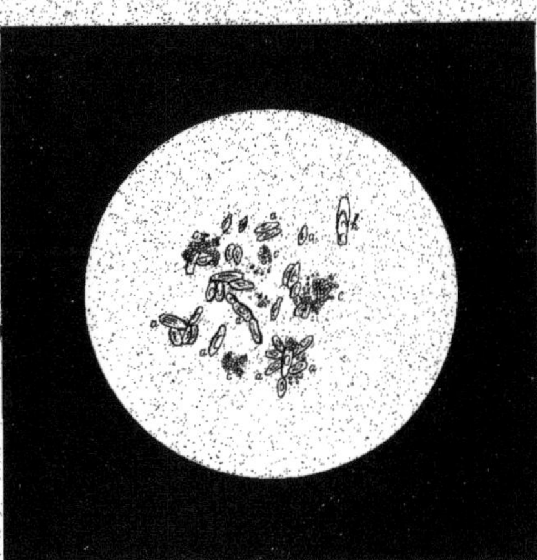

ALGUES du groupe des *Diatomées* — Cellules mères (*a*)
Voir note explicative — Grossissement 200 fois

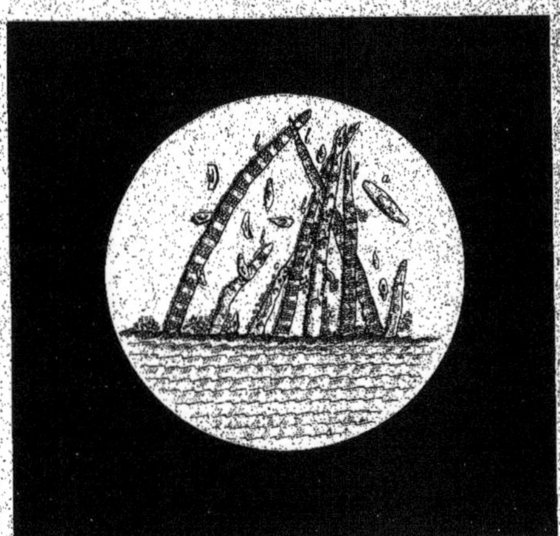

Diatomées (*a*) et *Confervacées* filamenteuses
du genre ULOTHRIX (*bb*)
Voir note explicative — Grossissement 200 fois

Planche E, fig. 5

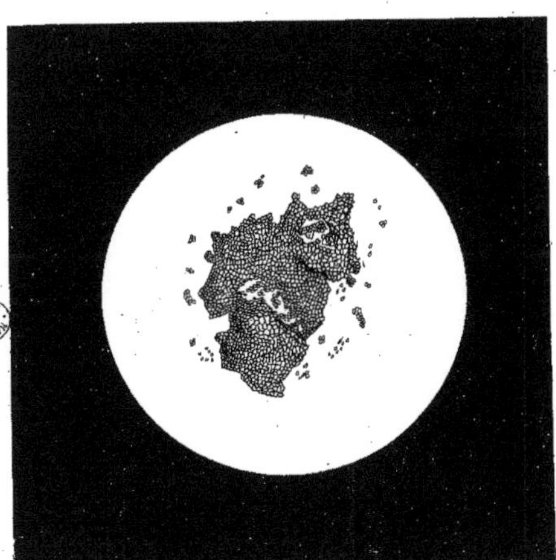

Amas de *Corpuscules ferrugineux*
rencontrés dans l'eau de Pougues en bouteille
Voir note explicative — Grossissement 200 fois

Planche F, fig. 6

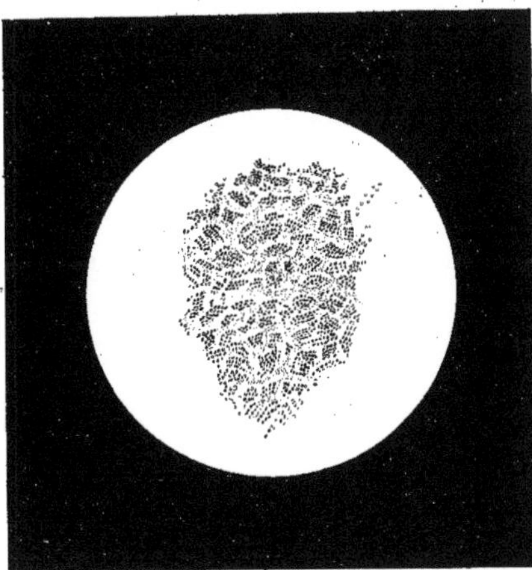

Dépôt ferrugineux recueilli à la source même
Voir note explicative — Grossissement 200 fois

9 782019 631697